Dedicatória: Dedico esse livro aos amantes sinceros da arte que buscam cultiva o seu bem maior que é a saúde do corpo e da mente e que pensão em honrar as tradições.

Santarém 19 de Dezembro de 2024
Sifu Zeca da Vila Barbosa (Lai Hop Long)

Introdução

Em uma época antiga em momentos difíceis era comum família enviar seus filhos ao templo shaolin para estudarem e se alimentarem.

Uma criança foi levada pelo pai a shaolin, a criança com media de 6 anos de idade durante seis meses os menino se dedicou aos estudos e o duro treinamento de shaolin seu treinamento interno durantes seis meses foi bater com a palma em uma bacia grande cheia de água.

Após os seis meses o menino foi concedido uma visita a seus pais.

Durante a noite no jantar, com velas trazendo luz a casa ouve uma discussão entre o pai e a criança que deu uma tapa em uma mesa de madeira da cozinha que quebrou as pernas e o meio.

Isso nos ensina os resultados de cultivar com disciplina esse método poderoso de treinamento de armazenamento de chi (Qi) da Palma de Ferro.

Sobre o Autor:

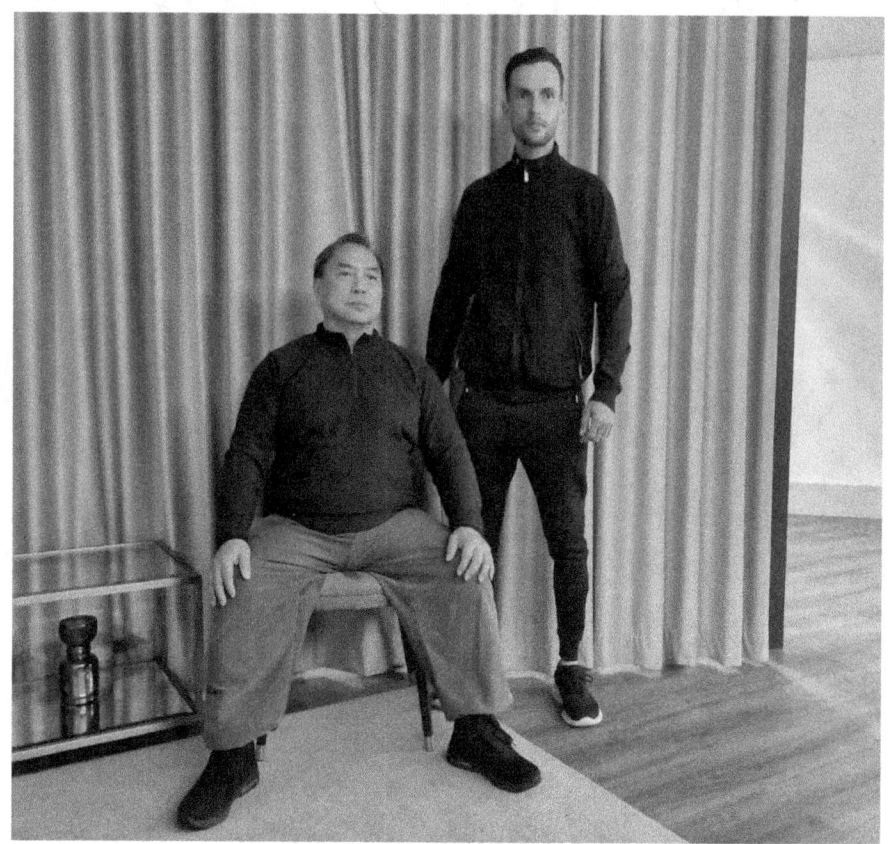

Após 22 anos de estudos do Sifu Zeca da Vila Barbosa historiador mestre em Wing Chun, Hung Gar, Tai Chi Chuan, Acupuntura e Chi Kung (Qi Gong) explica parte do segredo mantido em seu clã e convida aos amantes sinceros a imergir na nobre arte a se testarem e buscar um método de vida diferente.

Sifu Zeca é discípulo direto do Grão Mestre Lai de Hong Kong é pertence a uma das famílias mais tradicionais dentro do Kung Fu e seu conhecimento e método tradicional chama a atenção em praticantes do mundo todo.

Na atualidade Sifu Zeca vive em Portugal mantendo a tradição de aceitar apenas poucos discípulos imergindo os em uma camada muito profunda dentro do kung fu com suas tradições como nome chinês que o aluno ganha e o carimbo de pedra após fazer o Bai Sii(cerimonia do chá discípulo e mestre) após vem a Jiu Phai (a tradicional placa tradicional chinesa passado ao aluno como autorização a ensinar) além de culturas como medicina chinesa, pintura,Bonsai Dim Mak (toque da morte) Camisa de ferro e palma de ferro.

Sifu Zeca não ensina em academias somente estudantes amantes sinceros (discípulos) que são aceitos ou não após uma conversa e uma xicara chá, e buscam compromisso com a arte é vem promovendo seminários em todo mundo seus discípulos que ensinam abertamente são sinônimo de grandes professores do REAL KUNG FU TRADICIONAL.

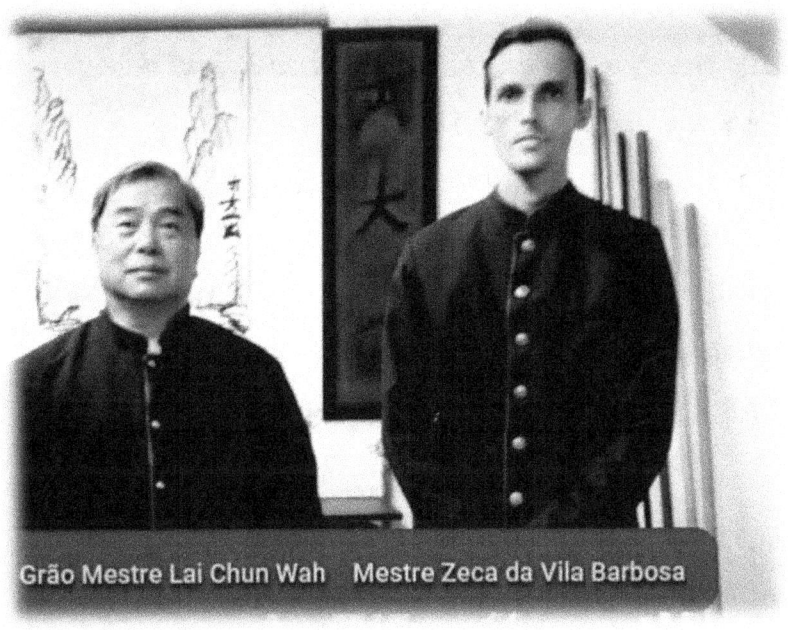

Grão Mestre Lai Chun Wah   Mestre Zeca da Vila Barbosa

Estrutura dos capítulos:

1. Introdução: O que é a Palma de Ferro?
2. Origem e História da Técnica Palma de Ferro no Kung Fu
3. Os Fundamentos da Palma de Ferro
4. Aspectos Filosóficos e Espirituais da Palma de Ferro
5. Preparação Física para o Treinamento de Palma de Ferro
6. Aquecimento e Cuidados para Evitar Lesões
7. Aparelhos Tradicionais Utilizados no Treinamento
8. Treinamentos Básicos: Primeiros Passos na Palma de Ferro
9. Treinamentos Avançados: Fortalecendo o Corpo e a Mente
10. Aspectos Internos: Desenvolvimento de Energia (Qi) na Palma de Ferro
11. A Conexão entre Respiração e Força
12. Nutrição e Dieta para Praticantes da Palma de Ferro
13. Casos de Sucesso e Histórias Inspiradoras
14. Tipos é treinos da palma de ferro
15. A Ética do Uso da Palma de Ferro: Responsabilidade e Respeito
16. Conclusão: Como a Palma de Ferro Pode Transformar Sua Vida

Capítulo 1: Introdução - O que é a Palma de Ferro?

A Palma de Ferro é uma das técnicas mais emblemáticas e respeitadas do Kung Fu tradicional, conhecida por sua eficácia e pela combinação de força física e energia interna (Qi). Trata-se de um método de treinamento intensivo que transforma as mãos do praticante em ferramentas poderosas, capazes de resistir a impactos e gerar força destrutiva sem comprometer a saúde ou integridade física.

Essa prática remonta a séculos de desenvolvimento dentro das artes marciais chinesas, sendo frequentemente associada a estilos como o Shaolin e o Wudang. A Palma de Ferro não é apenas uma técnica física; é um caminho para o autoconhecimento, equilíbrio emocional e fortalecimento espiritual.

Os treinamentos exigem dedicação, paciência e uma abordagem metódica. Eles envolvem não só exercícios físicos como o fortalecimento dos tendões e ossos, mas também práticas internas que estimulam o fluxo do Qi pelo corpo. O domínio da Palma de Ferro é alcançado quando o praticante consegue unir técnica, concentração mental e harmonia corporal.

Neste guia, exploraremos todos os aspectos dessa fascinante arte: desde sua história e filosofia até os métodos práticos de treinamento. Você aprenderá a importância da respiração, da alimentação e das ferramentas tradicionais usadas para fortalecer as mãos. Mais do que isso, descobrirá como essa técnica pode transformar não apenas seu corpo, mas também sua mente.

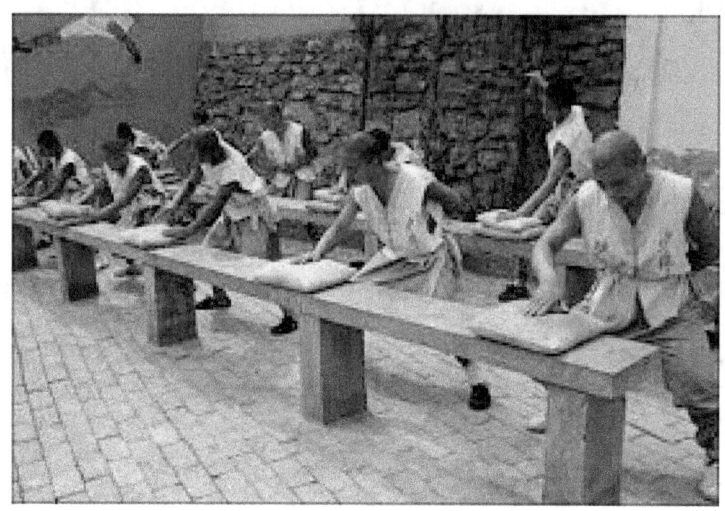

Capítulo 2: Origem e História da Técnica Palma de Ferro no Kung Fu

A técnica da Palma de Ferro tem raízes profundas nas tradições das artes marciais chinesas, particularmente dentro dos monastérios Shaolin e Wudang. Essa prática remonta a mais de mil anos, quando os monges Shaolin começaram a desenvolver métodos para fortalecer o corpo e o espírito, buscando proteção em tempos de conflito e expansão espiritual.

Segundo as lendas, os monges utilizavam a Palma de Ferro tanto para autodefesa quanto para atividades espirituais, acreditando que o domínio da técnica elevava o fluxo de energia vital, ou Qi, por todo o corpo. Durante a dinastia Tang (618-907), o Kung Fu floresceu como uma arte altamente respeitada, e a Palma de Ferro tornou-se um dos aspectos mais impressionantes do treinamento marcial.

Os praticantes antigos treinavam utilizando sacos de arroz, areia e metal, aplicando gradualmente pressão crescente para endurecer as mãos e preparar o corpo para absorver impactos. Além disso, muitos registros históricos sugerem que o treinamento não era apenas físico: ele incluía práticas meditativas e respiratórias para canalizar energia interna.

Com o tempo, a técnica foi transmitida de geração em geração, evoluindo para atender às necessidades dos guerreiros e artistas marciais. A Palma de Ferro também inspirou o desenvolvimento de outros estilos de combate e permanece relevante até hoje, tanto como método de defesa pessoal quanto como disciplina de fortalecimento mental e físico.

A combinação de tradição, eficiência e conexão espiritual faz da Palma de Ferro uma das técnicas mais fascinantes e duradouras do Kung Fu. No próximo capítulo, exploraremos os fundamentos dessa prática extraordinária, com foco na sua importância e impacto nos dias modernos.

Capítulo 3: Os Fundamentos da Palma de Ferro

A base da técnica da Palma de Ferro está na integração entre força física, energia interna (Qi) e disciplina mental. Esses fundamentos são essenciais para qualquer praticante que deseje dominar essa arte milenar.

Fortalecimento Físico

O treinamento da Palma de Ferro exige o desenvolvimento gradual da resistência das mãos, pulsos e antebraços. A prática começa com o uso de materiais como sacos de arroz ou areia, que são progressivamente substituídos por grãos de ferro ou superfícies mais duras. Isso fortalece não apenas a musculatura, mas também os tendões e ossos, preparando as mãos para suportar impactos sem lesões.

Respiração e Energia Interna

A respiração é o coração do treinamento interno. Técnicas como o Qigong (chi kung veja nossos guias) ajudam os praticantes a canalizar e acumular energia no dantian (o centro de energia localizado abaixo do umbigo). Essa energia é então direcionada para as mãos durante os golpes, amplificando o impacto e protegendo o corpo de danos.

Práticas de Condicionamento

- Massagem e Imersão: As mãos são frequentemente imersas em ervas medicinais ou massajadas com óleos específicos para melhorar a circulação sanguínea e acelerar a recuperação.
- Golpes Repetitivos: A repetição é essencial para desenvolver a força e a precisão. Cada golpe deve ser acompanhado de foco mental e alinhamento postural.

Foco Mental e Concentração

Mais do que uma técnica física, a Palma de Ferro é uma prática mental. A concentração é essencial para sincronizar a mente com o corpo, garantindo que cada movimento seja eficiente e poderoso. A meditação, frequentemente combinada com o treinamento, ajuda o praticante a alcançar estados profundos de foco e calma interior.

Dominar os fundamentos é o primeiro passo para evoluir na Palma de Ferro. No próximo capítulo, abordaremos como os aspectos filosóficos e espirituais complementam esse aprendizado técnico.

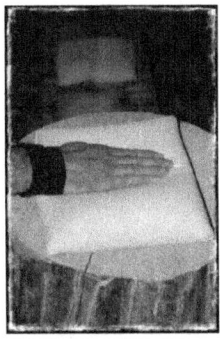

Capítulo 4: Aspectos Filosóficos e Espirituais da Palma de Ferro

A Palma de Ferro vai muito além de uma técnica de combate; ela incorpora aspectos filosóficos e espirituais profundamente enraizados na tradição das artes marciais chinesas. Seu propósito não é apenas fortalecer o corpo, mas também harmonizar mente e espírito, promovendo equilíbrio interior e autodescoberta.

A Filosofia da Disciplina

O treinamento da Palma de Ferro exige paciência e dedicação. O progresso é gradual, ensinando aos praticantes a importância da persistência e da aceitação das próprias limitações. Esse processo reflete a filosofia taoísta de fluidez e adaptação, onde a força surge não da rigidez, mas da resiliência.

Conexão com o Qi

Os aspectos espirituais da técnica estão intimamente ligados à manipulação da energia vital, o Qi. Por meio de práticas como meditação e respiração controlada, os praticantes aprendem a acumular e direcionar essa energia, alcançando um estado de harmonia interna. Esse equilíbrio é fundamental para que os golpes tenham força máxima sem causar danos ao próprio corpo.

Harmonia e Responsabilidade

Um princípio essencial das artes marciais chinesas é a ética no uso da força. A Palma de Ferro não é ensinada para fins de agressão, mas como uma forma de autodefesa e crescimento pessoal. Os mestres enfatizam que a verdadeira força reside na capacidade de evitar o conflito e utilizar a técnica com responsabilidade.

Desenvolvimento Pessoal

A prática da Palma de Ferro tem efeitos transformadores:

- Fortalecimento da mente: Melhora o foco, reduz o estresse e aumenta a resiliência emocional.
- Crescimento espiritual: Promove autoconhecimento e conexão com o universo ao redor.

No próximo capítulo, exploraremos como preparar o corpo para o treinamento de Palma de Ferro, abordando exercícios de fortalecimento físico e cuidados preventivos.

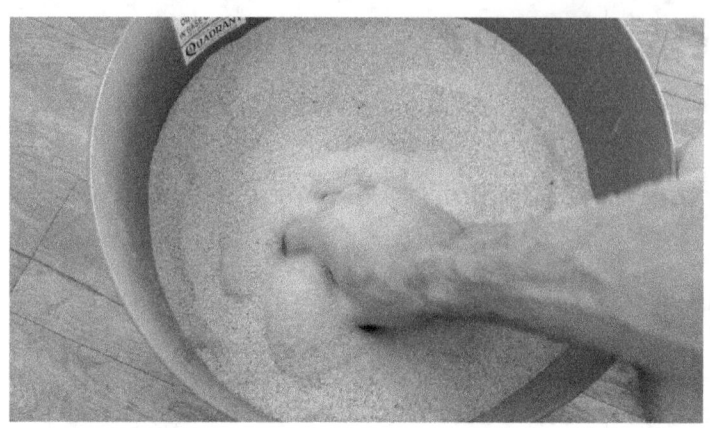

Capítulo 5: Preparação Física para o Treinamento de Palma de Ferro

O treinamento de Palma de Ferro exige uma preparação física cuidadosa para garantir que o corpo esteja fortalecido e resistente o suficiente para suportar o impacto progressivo das práticas. Essa preparação é essencial para evitar lesões e garantir o desenvolvimento gradual e eficaz das mãos, pulsos e braços.

Condicionamento Muscular

O fortalecimento dos músculos das mãos, antebraços e ombros é um passo essencial no treinamento. Exercícios como flexões com os punhos fechados, levantamento de pesos leves e aperto de bolas de borracha ajudam a construir força muscular e melhorar a resistência.

Fortalecimento das Articulações

As articulações dos dedos e pulsos suportam grande parte do impacto durante os exercícios. Práticas específicas, como o uso de sacos de arroz e gradualmente areia ou metal, ajudam a condicionar essas áreas. Exercícios de rotação dos pulsos e alongamentos das mãos também são fundamentais.

Rotina de Alongamento

Antes de qualquer prática, um bom aquecimento é crucial. Movimentos de alongamento dos dedos, mãos e braços ajudam a aumentar a flexibilidade e reduzir o risco de lesões. Alongar os músculos do tronco e das pernas também é útil, pois muitas técnicas dependem de uma base corporal estável.

Treinamento do Núcleo Corporal

Embora a técnica da Palma de Ferro foque nas mãos, uma base corporal forte é indispensável. Exercícios como prancha abdominal, agachamentos e torções ajudam a construir estabilidade e equilíbrio. Um núcleo forte permite transferir a força do corpo inteiro para as mãos durante os golpes.

Proteção e Recuperação

O treinamento de Palma de Ferro deve ser realizado de forma progressiva. A aplicação de óleos e ervas tradicionais chinesas nas mãos ajuda a minimizar os danos e acelera a recuperação. Além disso, pausas regulares são essenciais para permitir que o corpo se recupere e se adapte ao treinamento.

Preparar o corpo é apenas o começo da jornada. No próximo capítulo, discutiremos como evitar lesões por meio de aquecimento adequado e práticas seguras no treinamento de Palma de Ferro.

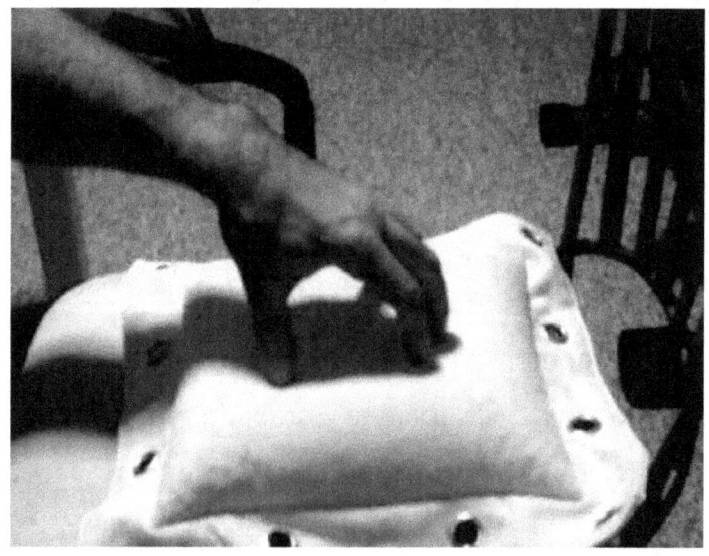

Capítulo 6: Aquecimento e Cuidados para Evitar Lesões

O treinamento de Palma de Ferro pode ser intenso, e a segurança deve ser sempre priorizada. O aquecimento adequado e os cuidados preventivos são indispensáveis para minimizar os riscos de lesões e garantir que o corpo esteja preparado para suportar os impactos crescentes durante a prática.

A Importância do Aquecimento

O aquecimento prepara os músculos, tendões e articulações para o treinamento. Ele melhora a circulação sanguínea, aumenta a flexibilidade e reduz a rigidez, tornando o corpo mais resistente a lesões.

Exercícios de Aquecimento Essenciais:

1. Movimentos circulares com os pulsos e dedos: Promovem flexibilidade nas articulações.
2. Flexões moderadas com a palma das mãos no chão: Fortalecem os pulsos e aquecem os músculos dos braços.
3. Alongamentos dinâmicos: Alongar os ombros, braços e coluna prepara o corpo como um todo.
4. Massagem nas mãos: Aplicar uma leve pressão nos dedos e palmas ativa a circulação e relaxa os tecidos.

Técnicas Seguras de Treinamento

- Progressividade: Nunca avance diretamente para materiais como ferro ou madeira sem começar com superfícies mais suaves, como sacos de arroz.
- Repetições moderadas: Não exagere no número de golpes por sessão; aumente gradualmente à medida que o corpo se adapta.
- Postura correta: Mantenha o alinhamento do corpo, com os pés firmemente plantados, para distribuir o impacto de forma segura.
- Lembre de cultivar a paciência e a paz de espirito.

Cuidados Pós-Treino

Após cada sessão, práticas de relaxamento e recuperação ajudam o corpo a se curar e se fortalecer.

- Imersão em ervas medicinais: Ajuda a aliviar a inflamação e acelerar a regeneração dos tecidos. (Jow Observação muitas famílias ou clã tem seu próprio passado de pai para filho como nós da Ning Nam Tong)
- Alongamentos leves: Reduzem a tensão muscular acumulada.
- Massagens terapêuticas: Usar bálsamos ou óleos tradicionais para promover a circulação e reduzir dores.

Sinais de Alerta

Caso sinta dores intensas, inchaços ou dormência persistente nas mãos, é crucial interromper o treinamento e buscar orientação de um mestre ou profissional de saúde.

Com práticas seguras, o treinamento de Palma de Ferro se torna uma jornada enriquecedora e livre de danos. No próximo capítulo, exploraremos os aparelhos tradicionais usados para desenvolver força e resistência nessa técnica.

Capítulo 7: Aparelhos Tradicionais Utilizados no Treinamento

O treinamento de Palma de Ferro é profundamente ligado a métodos tradicionais que envolvem o uso de equipamentos simples, mas eficazes. Esses aparelhos foram desenvolvidos ao longo de séculos e são projetados para condicionar as mãos de maneira progressiva e segura.

Sacos de Treinamento

Os sacos de treinamento são uma das ferramentas mais icônicas da Palma de Ferro. Eles evoluem em termos de densidade e conteúdo conforme o praticante avança no treinamento.

- Sacos de Arroz: Usados nos estágios iniciais para fortalecer a sensibilidade e os músculos das mãos.
- Sacos de Areia: Introduzidos na etapa intermediária para aumentar a resistência e a força.
- Sacos de Ferro: Destinados aos praticantes avançados, endurecem as mãos e os tendões.

Madeiras e Postes

Os postes de madeira, muitas vezes revestidos com couro ou tecido, são usados para treinar precisão e impacto. A prática envolve golpes repetitivos para condicionar as palmas e aumentar a tolerância ao choque.

Placas de Pedra e Tijolos

Estes objetos ajudam a desenvolver a força dos dedos e a precisão dos movimentos. Os exercícios geralmente envolvem pressionar ou quebrar as placas, sempre com controle e técnica apropriados.

Rolos de Madeira ou Metal

Utilizados para massagear e fortalecer os dedos e as palmas, esses rolos ajudam a melhorar a circulação e a resistência. São frequentemente combinados com óleos ou bálsamos medicinais.

Ervas e Utensílios de Recuperação

Além dos equipamentos de treinamento, utensílios tradicionais para imersão das mãos em líquidos medicinais são essenciais.

- Tigelas de Ervas Medicinais: Usadas para aliviar a dor e promover a recuperação.
- Bálsamos e Óleos: Aplicados após o treino para proteger a pele e reduzir inflamações.

A Simplicidade dos Equipamentos

O uso de aparelhos simples reflete a essência do Kung Fu: a habilidade do praticante sempre supera a sofisticação das ferramentas. O foco está no desenvolvimento gradual, na paciência e no respeito ao próprio corpo.

Com o entendimento dos aparelhos tradicionais, estamos prontos para explorar no próximo capítulo os treinamentos básicos da Palma de Ferro, que formam a base para avanços futuros.

Capítulo 8: Treinamentos Básicos – Primeiros Passos na Palma de Ferro

O treinamento básico de Palma de Ferro é o alicerce para a evolução nessa técnica poderosa. Ele envolve exercícios simples e controlados que fortalecem as mãos, melhoram a coordenação e introduzem os princípios fundamentais da prática.

Princípios Básicos do Treinamento

1. Progressividade: Comece com materiais suaves, como sacos de arroz ou areia, e aumente gradualmente a intensidade.
2. Foco na Respiração: Cada golpe deve ser acompanhado de respirações profundas e controladas para maximizar a força e proteger o corpo.
3. Consistência: O progresso vem com prática regular, não com excesso de esforço em um único dia.

Exercícios Iniciais Essenciais

1. Golpes com as Palmas

- Objetivo: Fortalecer a superfície da mão.
- Como Fazer: Bata levemente em um saco de arroz com a palma aberta. Comece com 10 a 20 repetições por mão e aumente gradualmente.
- Dica: Mantenha os dedos alinhados e use a respiração para canalizar a energia.

2. Movimentos de Pressão com os Dedos

- Objetivo: Fortalecer os dedos para golpes precisos.
- Como Fazer: Pressione uma superfície plana e firme (como uma mesa ou placa de madeira) com os dedos estendidos.
- Dica: Evite tencionar os pulsos; concentre-se apenas nos dedos.

3. Condicionamento com Massagens

- Objetivo: Preparar os músculos e melhorar a circulação.
- Como Fazer: Após cada sessão de treinamento, massageie as mãos usando óleos medicinais para aliviar a tensão.

Postura e Alinhamento

Uma postura adequada é vital para garantir a segurança e a eficácia do treinamento.

- Mantenha os pés firmemente plantados no chão, separados na largura dos ombros.
- Relaxe os ombros e mantenha a coluna ereta.
- Concentre-se no equilíbrio do corpo ao aplicar força nas palmas.

Ritual de Encerramento

O encerramento de cada sessão é tão importante quanto o treinamento. Pratique respiração lenta e profunda por alguns minutos para relaxar o corpo e restaurar o Qi.

Com uma base sólida nos exercícios básicos, o praticante estará pronto para avançar para os níveis mais desafiadores. No próximo capítulo, abordaremos os treinamentos avançados e como eles expandem as habilidades aprendidas nos estágios iniciais.

Capítulo 9: Treinamentos Avançados – Fortalecendo o Corpo e a Mente

Depois de dominar os fundamentos, o praticante de Palma de Ferro pode avançar para técnicas mais desafiadoras, que não apenas fortalecem as mãos, mas também desenvolvem resistência mental e controle de energia. Esses treinamentos avançados exigem dedicação e disciplina constantes.

Evolução no Uso dos Aparelhos

1. Golpes em Sacos de Ferro

- Objetivo: Endurecer as mãos e os dedos.

- Como Fazer: Golpeie um saco preenchido com grãos de ferro ou pequenos pedaços de metal. Comece com sessões curtas e aumente a duração gradualmente.
- Dica: Sempre aplique óleos protetores antes e depois do treinamento.

2. Quebra de Materiais

- Objetivo: Demonstrar força e precisão.
- Como Fazer: Pratique quebrar materiais como blocos de madeira ou tijolos com golpes precisos.
- Dica: Concentre-se na técnica e no foco mental antes de executar o golpe.

3. Treinamento com Placas de Pedra

- Objetivo: Fortalecer dedos e pulsos.
- Como Fazer: Pressione as placas com os dedos, aplicando força gradual. Este exercício fortalece os tendões e melhora o controle.

Aprofundamento no Qi e na Respiração

O controle da energia interna (Qi) é vital nos treinamentos avançados.

- Respiração Direcionada: Coordene a inspiração e expiração com os golpes para maximizar a transferência de energia.

- Meditação Ativa: Durante os treinos, visualize o fluxo de Qi indo do dantian para as mãos, fortalecendo o impacto.

Resiliência Mental

No nível avançado, o praticante deve cultivar uma mentalidade resiliente, capaz de suportar desconfortos físicos sem perder a concentração. A prática regular de meditação ajuda a desenvolver foco e controle emocional.

Rotina de Recuperação Intensificada

Com o aumento da intensidade do treinamento, a recuperação se torna ainda mais essencial.

- Imersões em Ervas Medicinais: Ervas como ginseng e angélica chinesa ajudam a revitalizar os tecidos.
- Alongamentos Específicos: Dedique mais tempo a alongamentos das mãos e pulsos para evitar rigidez muscular.

Com os treinamentos avançados, o praticante alcança um nível impressionante de força e controle. No próximo capítulo, vamos mergulhar nos aspectos internos da técnica, explorando como a energia interna e o Qi desempenham um papel crucial na Palma de Ferro.

Capítulo 10: Aspectos Internos – Desenvolvimento de Energia (Qi) na Palma de Ferro

Um dos segredos mais profundos da técnica da Palma de Ferro está nos aspectos internos, especialmente no domínio do Qi, ou energia vital. O treinamento interno é o que diferencia um simples golpe físico de uma técnica poderosa que harmoniza corpo, mente e espírito.

O Papel do Qi na Palma de Ferro

O Qi é a força vital que flui por todo o corpo. Na prática da Palma de Ferro, ele é direcionado para as mãos, fortalecendo os golpes e protegendo o praticante de lesões internas.

- Aumenta a eficácia dos golpes: O Qi amplifica a força física.
- Promove resiliência interna: Protege órgãos e tecidos de impactos repetitivos.

Práticas para Desenvolver o Qi

1. Qigong Específico para Palma de Ferro (veja nosso material sobre chi kung ou qi gong)

- Objetivo: Canalizar e acumular energia no dantian (centro de energia no abdômen).
- Como Fazer:

1. Adote uma posição firme, como a postura do cavalo.
2. Inspire profundamente pelo nariz, visualizando a energia descendo até o dantian.
3. Expire lentamente pela boca, direcionando o Qi para as palmas.
4. Repita por 10 a 20 minutos diariamente.

2. Meditação Direcionada

- Objetivo: Fortalecer o foco e a conexão mente-corpo.
- Como Fazer:

1. Sente-se em um local tranquilo e feche os olhos.
2. Concentre-se na respiração e visualize o Qi fluindo pelos meridianos até as mãos.
3. Pratique a visualização durante 15 minutos antes de começar o treinamento físico.

3. Técnicas de Respiração Dinâmica

- Objetivo: Aumentar o fluxo de energia durante os golpes.
- Como Fazer:

1. Inspire profundamente antes do golpe.
2. Expire com força enquanto aplica o impacto, liberando o Qi pelas mãos.

Equilíbrio Interno e Saúde

O treinamento interno não é apenas sobre força. Ele também promove saúde geral e equilíbrio emocional. Praticantes relatam:

- Redução do estresse e aumento da calma mental.
- Melhora na circulação e na vitalidade geral.
- Fortalecimento da imunidade através do fluxo harmonioso do Qi.

Cuidados com o Qi

O excesso de esforço pode esgotar o Qi. Por isso, é crucial equilibrar o treinamento interno com descanso adequado e práticas restaurativas, como massagens e uso de ervas tonificantes.

Ao dominar os aspectos internos, o praticante está preparado para integrar mente e corpo de forma única, elevando sua técnica a um nível excepcional. No próximo capítulo, exploraremos a conexão entre respiração e força, aprofundando a importância desse elemento fundamental na Palma de Ferro.

Capítulo 11: A Conexão entre Respiração e Força

Na prática da Palma de Ferro, a respiração é a ponte que conecta o corpo físico à energia interna (Qi). A maneira como o praticante respira durante os exercícios influencia diretamente a força, a precisão e a resistência dos golpes.

A Importância da Respiração no Kung Fu

A respiração controlada não é apenas um elemento técnico; ela é o alicerce para canalizar a energia e manter o equilíbrio interno. Cada inspiração e expiração sincronizada com os movimentos permite:

- Maximizar a força: A respiração impulsiona o golpe, liberando energia acumulada.
- Minimizar o desgaste físico: Controla o fluxo de oxigênio e mantém a resistência.
- Proteger o corpo: Reduz o impacto negativo nos músculos e articulações.

Técnicas de Respiração Essenciais

1. Respiração Abdominal Profunda

- Objetivo: Acumular Qi no dantian e estabilizar a energia.
- Como Fazer:

1. Inspire profundamente pelo nariz, expandindo o abdômen.
2. Segure a respiração por 2 a 3 segundos, concentrando o Qi.
3. Expire lentamente pela boca, sentindo o fluxo de energia pelas mãos.

2. Respiração Explosiva

- Objetivo: Liberar força máxima durante um golpe.
- Como Fazer:
1. Inspire rapidamente antes de realizar o golpe.
2. Expire com força, produzindo um som controlado ("ha" ou "sss"), liberando o Qi no momento do impacto.

3. Respiração Cíclica

- Objetivo: Sustentar golpes contínuos sem perder energia.
- Como Fazer:
1. Inspire de forma ritmada entre os golpes.
2. Expire de maneira curta e precisa a cada impacto.

Integração da Respiração com Movimentos

Uma das habilidades mais valiosas da Palma de Ferro é sincronizar respiração e movimento. O praticante aprende a:

- Inspirar durante a preparação de um golpe.

- Expirar no momento do impacto.
- Manter uma respiração controlada em sessões prolongadas, equilibrando força e foco.

Benefícios Físicos e Mentais

- Físicos: Melhora da capacidade pulmonar, fortalecimento do núcleo corporal e maior resistência.
- Mentais: A respiração controlada reduz o estresse e aumenta a clareza mental, promovendo um estado de calma mesmo sob pressão.

Treinamento Prático

Dedique de 5 a 10 minutos no início de cada sessão para praticar exercícios respiratórios, integrando-os gradualmente aos golpes e movimentos. Essa prática cria uma base sólida para o domínio completo da técnica.

No próximo capítulo, exploraremos como a nutrição e a dieta desempenham um papel crucial no desempenho e na recuperação dos praticantes de Palma de Ferro.

Capítulo 12: Nutrição e Dieta para Praticantes da Palma de Ferro

A nutrição desempenha um papel essencial no treinamento da Palma de Ferro, influenciando diretamente a força, a resistência e a capacidade de recuperação. Uma dieta equilibrada fortalece o corpo, apoia a saúde geral e promove a circulação do Qi.

Princípios Básicos da Alimentação para Praticantes

1. Energia Sustentável: Alimentos integrais fornecem energia de longa duração para treinos intensos.
2. Equilíbrio Interno: A dieta deve promover a harmonia do corpo, evitando alimentos que causem inflamação ou bloqueiem o fluxo de energia.
3. Recuperação Acelerada: Certos alimentos e ervas ajudam a reparar tecidos e fortalecer os ossos.

Alimentos Essenciais para o Treinamento

1. Proteínas

- Necessárias para a construção muscular e recuperação.
- Fontes: Ovos, peixes, tofu, frango, lentilhas.

2. Grãos Integrais

- Fornecem energia sustentada durante os treinos.

- Fontes: Arroz integral, quinoa, aveia, pão integral.

3. Vegetais e Verduras

- Ricos em vitaminas, minerais e antioxidantes para proteger as células.
- Fontes: Espinafre, brócolis, cenoura, couve.

4. Gorduras Saudáveis

- Ajudam na produção de energia e no funcionamento cerebral.
- Fontes: Abacate, nozes, azeite de oliva, sementes de chia.

5. Frutas

- Oferecem energia rápida e promovem a hidratação.
- Fontes: Bananas, maçãs, laranjas, frutas vermelhas.

Ervas e Suplementos Chineses

A medicina tradicional chinesa sugere ervas que fortalecem o Qi e aceleram a recuperação:

- Ginseng: Aumenta a energia e a vitalidade.
- Angelica sinensis (Dong Quai): Promove a circulação sanguínea e acelera a cura.
- Goji Berries: Ricas em antioxidantes e ótimas para a imunidade.

Hidratação e Líquidos

Manter-se hidratado é essencial para a circulação do Qi e a saúde geral.

- Beba água regularmente durante o dia.
- Chá verde ou de ervas são ótimos para desintoxicar o corpo.

Alimentos a Evitar

1. Fritos e ultra processados: Podem causar inflamações.
2. Açúcares refinados: Drenam a energia ao longo do dia.
3. Bebidas alcoólicas: Desequilibram o Qi e retardam a recuperação.

Planejamento das Refeições

- Pré-treino: Alimentos leves ricos em carboidratos e um pouco de proteína.
- Pós-treino: Foco em proteínas e gorduras saudáveis para recuperação.
- Durante o dia: Manter refeições equilibradas e evitar longos períodos sem comer.

Uma dieta adequada potencializa os resultados do treinamento e ajuda o praticante a alcançar níveis mais altos na Palma de Ferro. No próximo capítulo, conheceremos casos de sucesso e histórias inspiradoras de mestres dessa técnica lendária.

Capítulo 13: Casos de Sucesso e Histórias Inspiradoras

A técnica da Palma de Ferro tem sido praticada por séculos, e muitos mestres se destacaram por seus feitos extraordinários. Essas histórias inspiradoras mostram o poder da dedicação e do treinamento consistente, motivando novos praticantes a trilhar o mesmo caminho.

Os Mestres Lendários

1. Wang Xu, o Quebrador de Pedras

Wang Xu é uma figura lendária nas artes marciais chinesas, conhecido por sua habilidade de quebrar pedras maciças com um único golpe de palma. Ele começou seu treinamento aos 10 anos, dedicando-se aos métodos tradicionais e ao fortalecimento interno por meio de meditação. Sua fama o levou a ser chamado de "Mão Invencível" em sua vila natal.

2. Mestre Li Feng e a Defesa do Templo

Durante a dinastia Ming, o templo Shaolin foi alvo de ataques frequentes. Mestre Li Feng, um praticante avançado da Palma de Ferro, liderou a defesa com sua incrível capacidade de repelir invasores usando apenas suas mãos. Sua história é contada como um exemplo de coragem e habilidade marcial.

3. Chen Bao, o Pacifista da Energia Interna

Chen Bao dedicou sua vida ao treinamento interno da Palma de Ferro. Apesar de possuir uma força impressionante, ele optava por resolver conflitos de forma pacífica. Ele inspirou muitos ao mostrar que a verdadeira força está no autocontrole e no uso responsável das habilidades.

Histórias Recentes

1. Praticante Moderno que Superou Limites

Um exemplo moderno é Li Wei, que se destacou no treinamento de Palma de Ferro após um acidente que quase o deixou incapacitado. Ele usou a prática como reabilitação, mostrando que disciplina e determinação podem superar até mesmo adversidades físicas.

2. A Palma de Ferro no Esporte Atual

Atletas de artes marciais mistas têm adaptado técnicas de Palma de Ferro para melhorar força, precisão e resistência, mostrando como essa prática ancestral continua a ter relevância no mundo moderno.

Lições dos Mestres e Praticantes

- Dedicação: Os maiores praticantes da Palma de Ferro dedicaram suas vidas ao treinamento metódico.
- Respeito às Tradições: Muitos enfatizam a importância de preservar os métodos e valores tradicionais.
- Resiliência: Histórias de superação mostram que qualquer um pode progredir com persistência e foco.

Essas histórias inspiradoras demonstram que a Palma de Ferro é mais do que uma técnica; é um caminho para o autodesenvolvimento. No próximo capítulo, discutiremos a ética do uso da Palma de Ferro, um tema crucial para qualquer praticante.

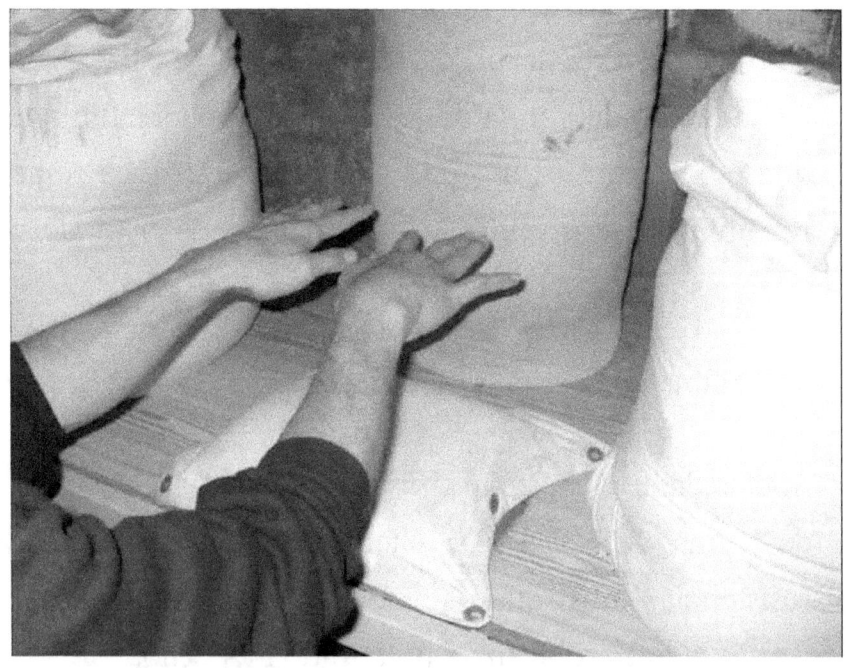

Capítulo 14: Treinos é técnicas da palma de ferro.

Observação preservo a qualidade de imagens tirados de livros originais

Palma de ferro do norte: Composta por três etapas palma, costa de mãos e faca da mão a mais comum e publica até a pesquisa aponta.

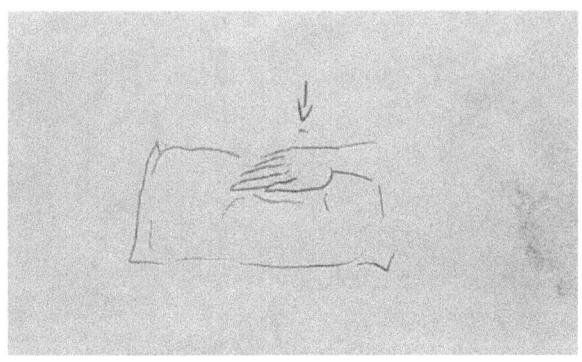

Palma

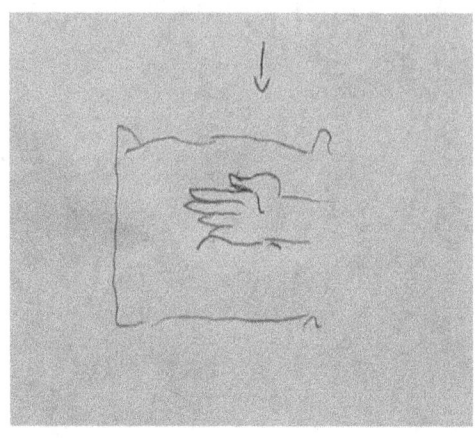

Costa da mão

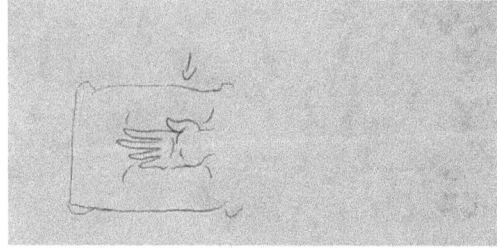

Faca da mão

A palma de Zhu li Kan a palma do demônio:

Esta técnica consiste no treino inicial de ataques com pontas de dedos em um recipiente com areia e pimenta para aumentar o fluxo de chi (Qi) penetra se os dedos já o treinando enche as mão de areia e pimenta outros usam esferas de ferro sem pimenta e soca no saco a frente depois solta a areia ou ferro que dedos capturaram ao penetras.

Essa técnica é usada além da bolsa de areia e ferro da palma tradicional do norte é poderosíssima restrita apenas aos desentendes de Zhu Li kan porém devido a amizade apresentada aqui.

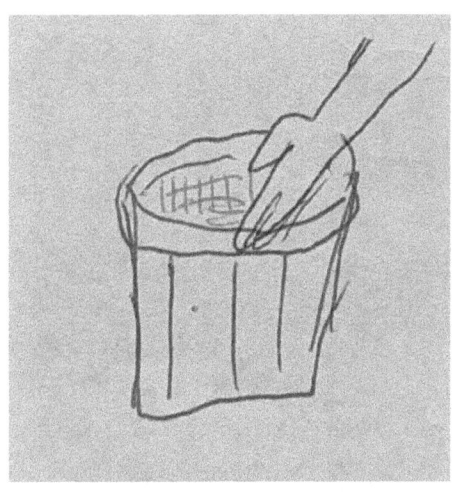

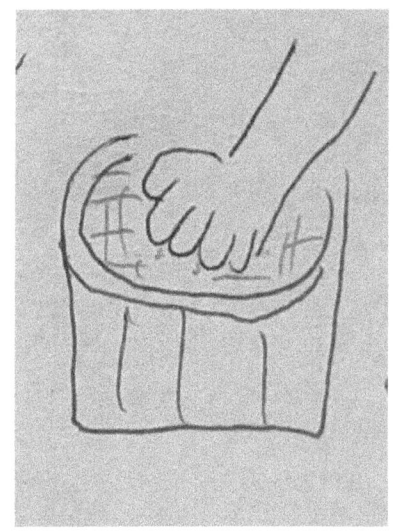

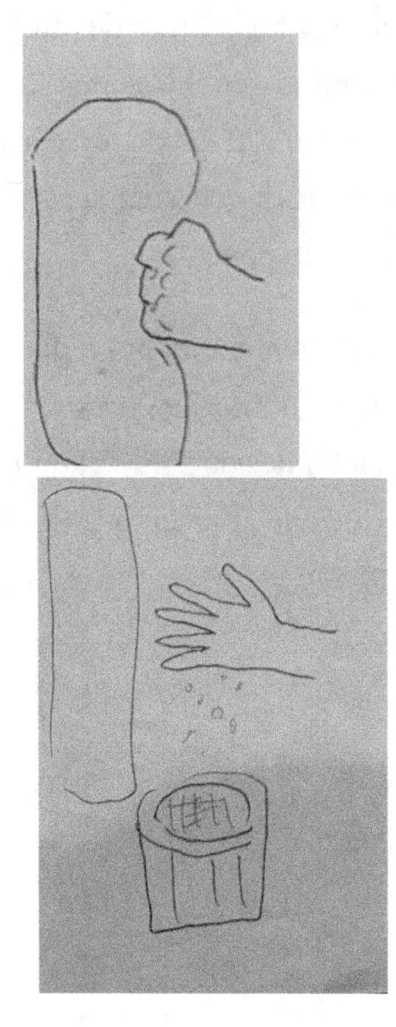

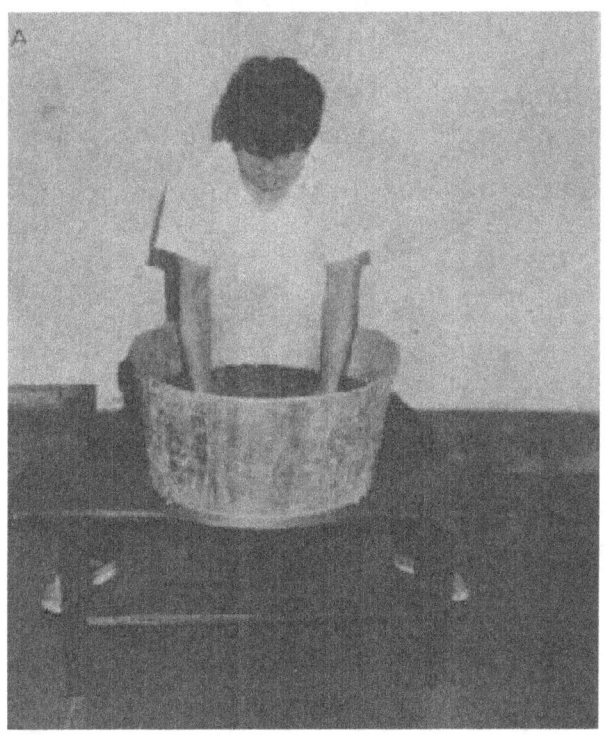

Hung Gar Palm de ferro ou palma de ferro do tigre

Essa técnica é usada por uma tríade ou Hung Men que o pratica o estilo Hung Gar de Tang Fong e Chow Wing Tak anterior mente treinado com areia fervente é óleo fervente como filme "garras de tigre" com Bolo Yueng

Essa técnica segue as três técnicas iniciais do norte (veja acima) mais a técnica do bico da garça, depois empurra o saco de areia para frente usando impacto do pulso e garra de tigre e depois usa a garra de tigre para capturar e puxar para atrás usando o som de diafragma e garganta "huuuurr" tampe praticantes jogam um para o outro sacos de areia para capturarem com a garra de tigre.

Esse treinamento de palma de ferro se completo é muito poderoso.

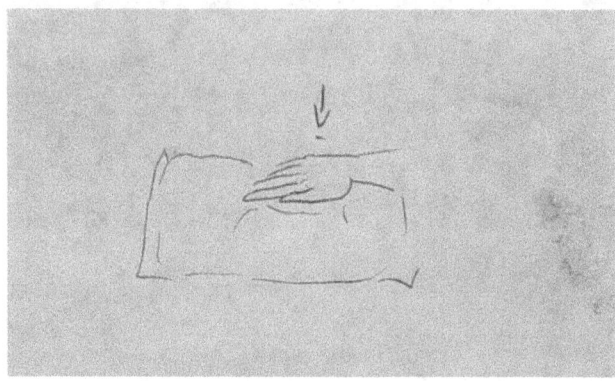

Palma

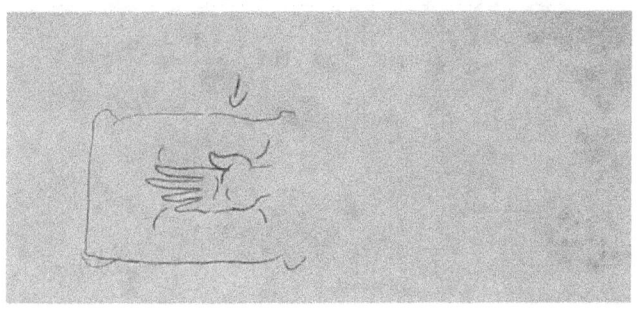

Cosata da mão

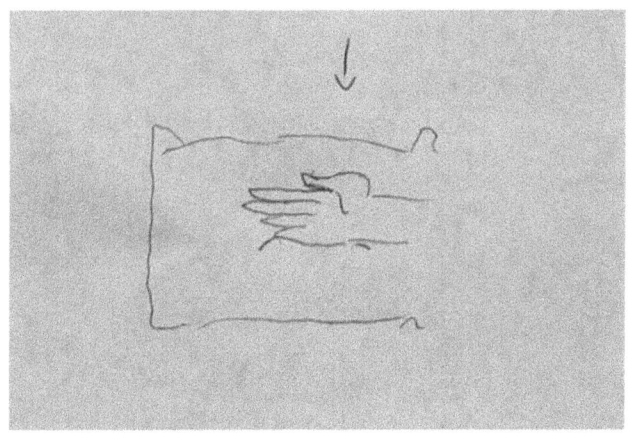

Faca da mão

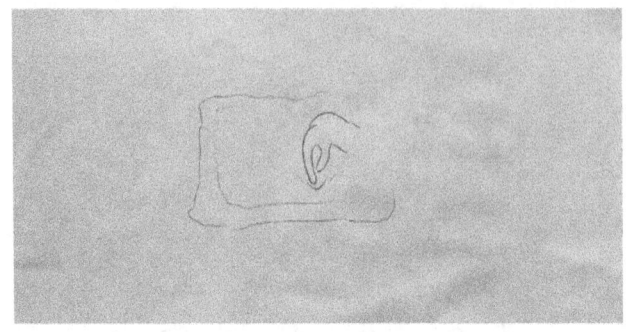

Garça

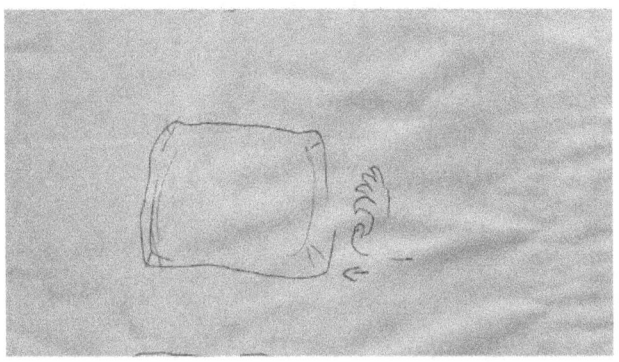

Garra de tigre empurrando para frente

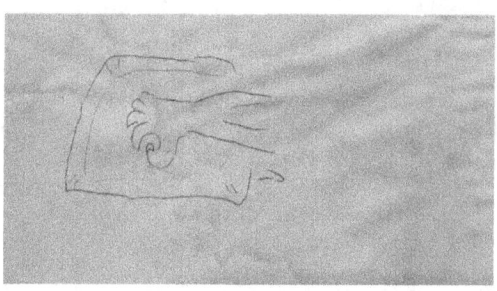

Garra de tigre captura e puxa para atrás

Palma de ferro dos antigos ramos de Wing Chun da máfia chinesa

Nesse ramo após 20 anos de estudos somente 5 alunos de Ip Man mestre de Bruce Lee ensinou essa técnica os restantes quais tive acesso não derivam de Ip Man , alguns de Pan Nam outros de linhagens mais "discretas" que não aceitam ocidentais ainda ma são muito poderoso.

Além da palma do norte e a palma de Zhu Li Kan treinam a palma de ferro usando em ângulos que o Wing Chun tem em suas características esquivando do ataque do adversário e atacando e pontos estratégicos como olho, garganta e diafragma.

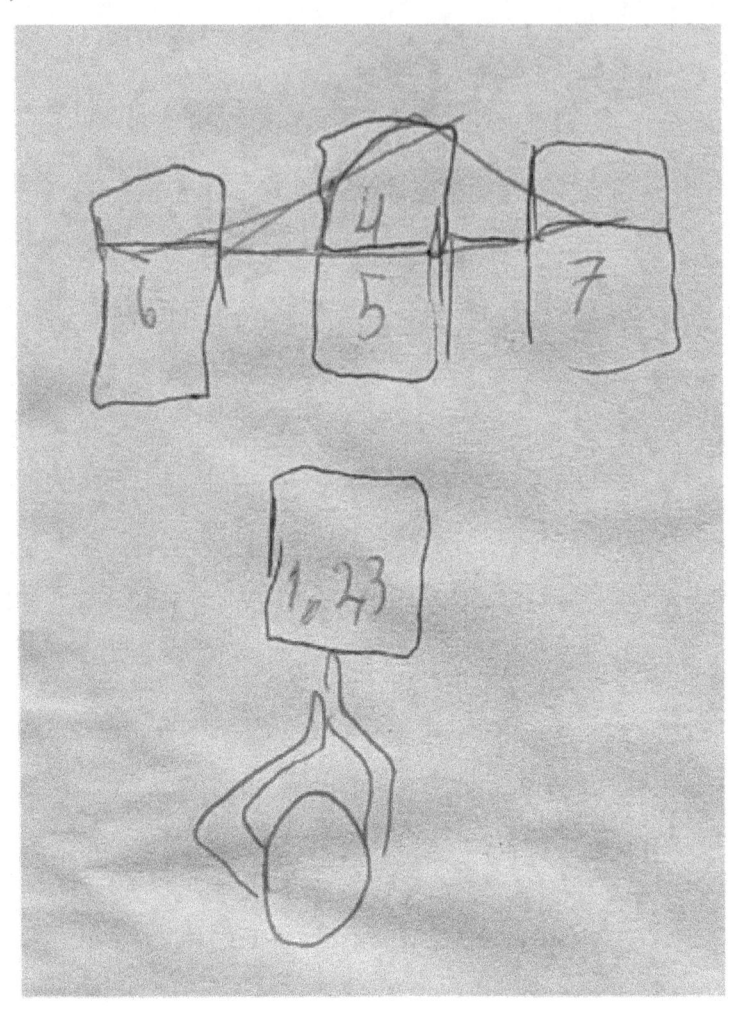

Postura diante aos 4 sacos

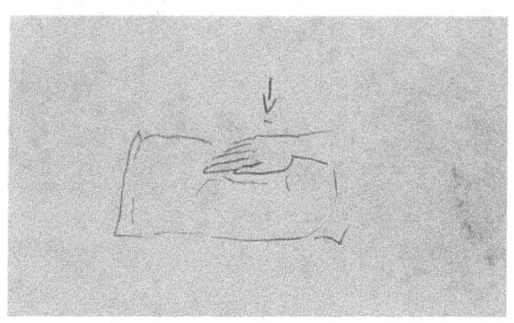

Palma

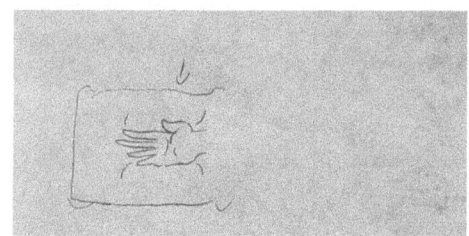

Costa de Mão

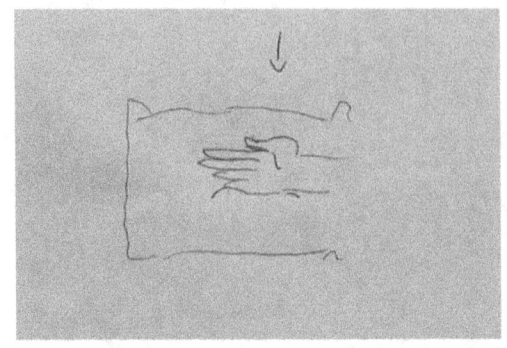

Faca da mão

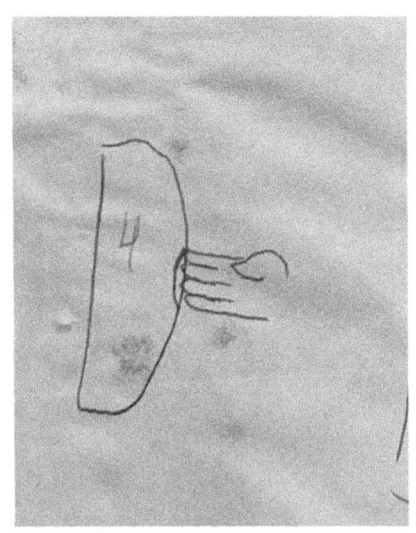

Biu Sau Ponta de dedos

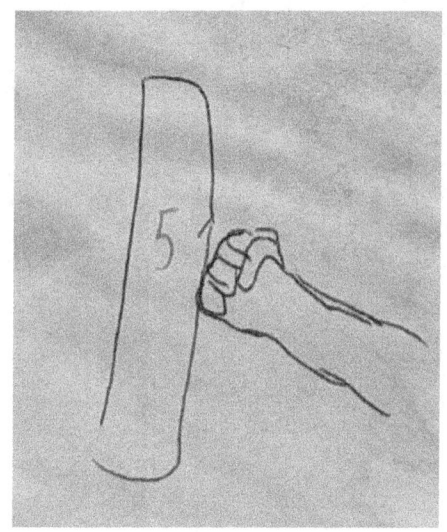

Soco

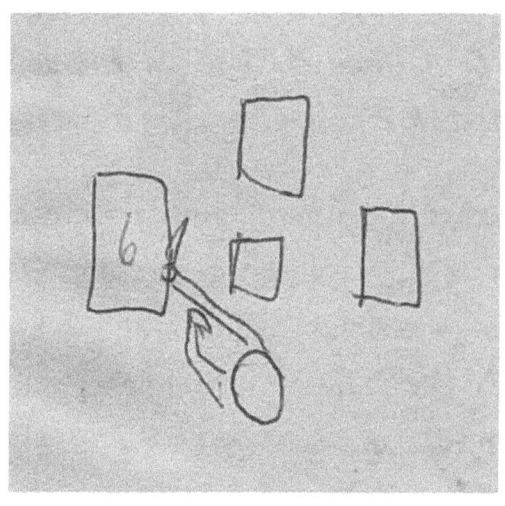

Jalm palma lateral

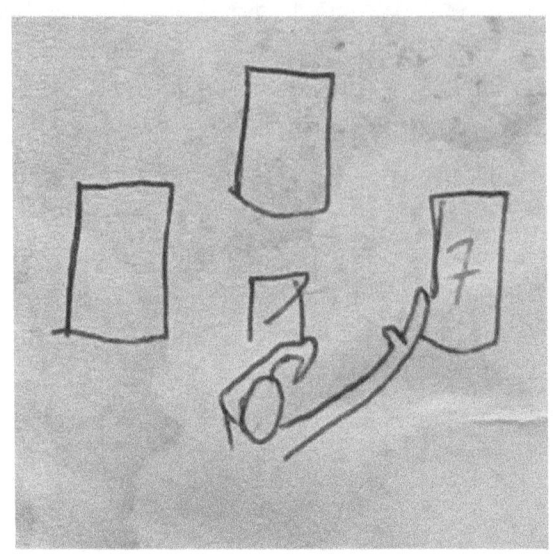

Fak Sau

Capítulo 15: A Ética do Uso da Palma de Ferro – Responsabilidade e Respeito

A Palma de Ferro é uma técnica poderosa que exige uma abordagem ética rigorosa. Os mestres tradicionais enfatizam que, ao adquirir essa habilidade, o praticante também assume uma grande responsabilidade moral.

Princípios Fundamentais da Ética

1. Autocontrole: O domínio da Palma de Ferro não é medido apenas pela força física, mas pela capacidade de controlar quando e como utilizá-la.
2. Defesa, não agressão: A técnica deve ser usada apenas como último recurso, nunca para iniciar um conflito.

3. Respeito ao oponente: Mesmo em situações de combate, é importante tratar o adversário com dignidade.

O Código de Conduta do Kung Fu

Os mestres frequentemente ensinam que a força deve ser equilibrada pela compaixão. O objetivo principal do treinamento não é infligir dano, mas proteger a si mesmo e aos outros enquanto mantém a paz.

Lições de Responsabilidade

- Evitar a ostentação: Demonstrar poder ou usar a técnica para impressionar os outros desrespeita seus princípios.
- Ensinar com cuidado: Um mestre deve avaliar o caráter de seus alunos antes de transmitir a técnica.
- Cuidado com o excesso: A prática intensiva pode causar lesões físicas e emocionais se for conduzida sem equilíbrio.

Casos de Uso Ético

1. Defesa pessoal: Praticantes que utilizaram a técnica para se proteger de ataques físicos.
2. Proteção de terceiros: Relatos de mestres que intervieram em situações de perigo para salvar outras pessoas.

3. Transmissão de sabedoria: Mestres que usaram a prática como uma ferramenta de transformação pessoal para seus alunos, promovendo disciplina e autoconhecimento.

Riscos do Uso Indevido

1. Arrogância: O abuso da técnica pode levar a conflitos desnecessários.
2. Lesões permanentes: O uso imprudente pode causar danos graves tanto ao praticante quanto ao oponente.
3. Quebra do equilíbrio interno: O uso indevido pode gerar desequilíbrios emocionais e energéticos.

O Caminho do Verdadeiro Mestre

Um verdadeiro praticante da Palma de Ferro entende que o maior poder está em não precisar usá-la. O autocontrole, a paz interior e a busca pela harmonia são os valores que definem um mestre.

Compreender a ética é essencial para qualquer praticante. No capítulo final, vamos concluir o guia explorando como a Palma de Ferro pode transformar sua vida física, mental e espiritualmente.

Capítulo 15: Conclusão - Como a Palma de Ferro Pode Transformar Sua Vida

A prática da Palma de Ferro transcende os limites de uma técnica marcial. É uma jornada de autodescoberta, disciplina e equilíbrio que impacta profundamente a vida do praticante, tanto física quanto espiritualmente.

Os Benefícios Físicos e Mentais

- Força Física: Com o treinamento consistente, as mãos, pulsos e corpo como um todo se tornam mais resistentes.
- Equilíbrio Energético: A prática do Qi harmoniza o corpo, melhorando a saúde geral e a longevidade.
- Clareza Mental: A meditação e o foco exigidos pela técnica fortalecem a mente, reduzindo o estresse e aumentando a concentração.

Transformação Espiritual

A Palma de Ferro não é apenas um exercício físico; ela é um caminho espiritual. Ao aprender a dominar sua energia interna, o praticante descobre o equilíbrio entre força e serenidade, poder e compaixão.

Aplicações na Vida Diária

Os princípios da Palma de Ferro, como autocontrole, paciência e persistência, se aplicam a todos os aspectos da vida. Seja no trabalho, nos relacionamentos ou em desafios pessoais, essas lições oferecem ferramentas valiosas para enfrentar adversidades com calma e resiliência.

Um Legado a Ser Preservado

Ao concluir este guia, é importante lembrar que a Palma de Ferro é mais do que uma técnica; ela é um legado cultural que carrega séculos de sabedoria. Ao praticá-la com ética e respeito, você se torna parte dessa tradição, contribuindo para sua preservação e crescimento. Este guia foi apenas o início da sua jornada. Pratique com regularidade, busque mestres experientes e aprofunde seu conhecimento tanto nos aspectos físicos quanto nos internos da técnica. A Palma de Ferro é uma arte que recompensa aqueles que se dedicam de corpo e alma, transformando suas vidas para melhor.

Nos da Ning Nam Tong podemos lhe ajudar com isso através do Sifu Zeca da Vila Barbosa (Lai Hop Long)para compra de material sacos e o Jow o óleo de ervas tradicional e-mail: zecakf@hotmail.com WhatApp +351966794913

A força está em suas mãos — e a jornada continua.

Sifu Zeca da Vila Barbosa (Lai Hop Long)

www.ingramcontent.com/pod-product-compliance
Lightning Source LLC
Chambersburg PA
CBHW062124220526
45471CB00010B/3866